AF483033

SUR

LA PROSTITUTION

DANS L'EMPIRE CHINOIS

PAR

Le Dʳ Er. MARTIN

Médecin de la Légation de France à Pékin,
Membre de la Société d'anthropologie,
Chevalier de la Légion d'honneur, de l'ordre impérial d'Autriche, etc., etc.

PARIS

G. MASSON, ÉDITEUR

Libraire de l'Académie de médecine

PLACE DE L'ÉCOLE-DE-MÉDECINE

1872

ÉTUDE HISTORIQUE ET MÉDICALE

SUR

LA PROSTITUTION

DANS L'EMPIRE CHINOIS

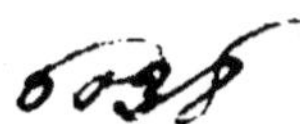

Dans un ouvrage chinois attribué à Hoangti, qui régnait en 2630 avant J. C., on trouve un chapitre consacré à une maladie *provenant du contact impur d'un sexe avec l'autre*. — La haute antiquité de cet ouvrage prouverait donc que la maladie vénérienne existe depuis longtemps dans la race jaune.

Lorsqu'on connait le peu d'ardeur des Chinois pour l'hygiène privée, on ne résiste guère à considérer ce fait au moins comme vraisemblable.

D'un autre côté, ce que nous savons des mœurs conjugales tend à faire croire que l'affection n'a jamais dû revêtir ce caractère de généralité qui tend si malheureusement à s'accroître chez les nations les plus civilisées. En effet, l'état de semi-réclusion où vivent les femmes, la sévérité de la législation pour l'adultère et les intrigues avec les femmes en général ainsi s'exprime la législ.. art. 366, section des *lois criminelles*), la précocité des unions, leur fécondité excessive, toutes ces conditions constituent autant de chances défavorables à la propagation d'un mal qui tient une si large place parmi les causes de la dégénérescence des races.

Or, si l'antiquité de la syphilis chez les Chinois est un fait historique avéré, et si, d'autre part, la race s'est conservée durant tant de siècles, saine et robuste, nous sommes autorisés à penser que le mal n'a jamais rencontré un terrain propice à sa diffusion : en d'autres termes, le tempérament organique de la race aurait pu réagir contre les conséquences de ce mal.

Il se pourrait aussi que la constitution sociale lui ait opposé une digue et que des mesures administratives en aient prévenu l'extension. Il nous est bien difficile de suivre cette affection dans sa marche à travers le passé ; mais pour ce que nous en voyons actuellement, nous sommes convaincu qu'elle est loin d'être aussi répandue et aussi grave qu'en Europe ; ce qui, à notre avis, s'explique par les conditions idiosyncrasiques propres à la race jaune.

Il convient cependant de faire une distinction.

Qu'il y ait encore litige au sujet de l'identité entre les virus blennorrhagique et syphilitique, il n'en est pas moins vrai que chacun de ces virus donne lieu à des manifestations distinctes. Les accidents consécutifs à l'ulcère syphilitique ne sont pas semblables à ceux qui succèdent à une inflammation uréthrale simple.

Or, cette dernière est fréquente parmi les Chinois, tandis que les effets qu'on rattache au virus syphilitique sont infiniment plus rares ; nous ajouterons même que souvent le flux blennorrhagique ne résulte que du défaut de soins locaux.

Mais le point sur lequel nous insistons, c'est que l'idiosyncrasie de la race n'offre point au virus spécifique un terrain favorable, et bien que, à cet égard, notre expérience soit insuffisante, nous pouvons apporter un certain nombre d'observations dans lesquelles il nous a été prouvé que le sujet chinois ayant donné la syphilis à un sujet européen, ne présentait pas cependant de signes extérieurs bien sérieux, tandis que le sujet contaminé voyait son affection parcourir toutes ses phases, et que ces accidents eussent revêtu un caractère grave sans l'intervention d'une médication appropriée.

Notre conclusion est donc celle-ci : La race jaune possède une aptitude moindre à la syphilis que la race blanche.

Il est un fait certain, c'est que la maladie (excepté dans les ports et les points ouverts aux Européens) est assez peu répandue chez les Chinois.

Maintenant, existe-t-il des mesures émanant de l'autorité ? Quelle est la valeur de ces mesures ? En un mot quel est l'état de la prostitution en Chine ?

Il nous est difficile de demander aux annales du passé des témoignages de l'existence de la prostitution en Chine.

Est-il permis de poser comme axiome que là où il y a servitude, il doit y avoir infamie ?

Il est vrai que dans les sociétés européennes où la femme n'est point esclave, la prostitution n'en existe pas moins : si on la rencontre dans les classes inférieures presque exclusivement, c'est que là, à défaut d'esclaves, il y a la misère. Les impures de toutes catégories en sont presque toutes sorties.

Si en Chine la prostitution est reléguée dans les échelons inférieurs de la société, c'est que dans les autres elle est matériellement impossible.

Les Chinois ont mutilé les pieds de leurs femmes pour se préserver de leurs écarts ; ils ont fait des lois terribles contre l'adultère, montrant par là leur médiocre confiance dans la nature morale de la femme. Le plus grand de leur philosophe la jugeait ainsi : Les enfants des concubines appartiennent à la femme principale qui, seule, a droit au titre de mère, au respect des enfants et au deuil.

Le grand historien Marco Polo, dans ses écrits, mentionne très-explicitement l'existence de la prostitution : «Dans la ville du grand Khan, dit-il, il n'y a que dans les douze faubourgs en dehors des douze portes qu'il est permis à toute femme pécheresse de son corps d'habiter et de se livrer à la prostitution ; car, je vous le dis pour certain, elles sont plus de 20 000 qui *font pour monnaie de leur corps et trestouz treuvent à guignier.* »

Plus tard, à l'époque des missionnaires, elles étaient frappées du même ostracisme. Au tome XIII, page 483 de l'Histoire de la Chine, il est dit : « Nulle femme publique ne peut habiter dans l'enceinte des villes ; mais on leur permet de séjourner hors des murs. »

A la section 374 des lois criminelles, il est dit : « Tout officier du gouvernement et les fils de ceux qui possèdent des rangs héréditaires ne doivent pas fréquenter la compagnie des prostituées ni des actrices, sous peine de recevoir soixante coups. Toute personne qui aura négocié cette fréquentation subira la même peine à un degré moins. »

Voilà un texte de loi qui montre à quel point le gouvernement veille à la moralité de ses employés.

Nous sommes loin de nier que, dans les temps passés, cette juste sévérité et ces sages précautions se soient exercées ; mais nous sommes également convaincu qu'elles sont aujourd'hui tombées en désuétude.

D'abord cette exclusion des prostituées hors de l'enceinte de Pékin, pratiquée du temps de Marco Polo, n'existe plus. Les maisons publiques se sont peu à peu rapprochées et ont fini par entrer dans la ville où on les voit en maints endroits. Quelque délicate que soit cette question, nous sommes forcé d'entrer dans quelques détails, afin de ne laisser aucun doute sur l'existence d'un fait qui vient apporter une preuve de plus au triste état de choses de la Chine en général, et de la capitale en particulier.

Ici se place une distinction importante à faire ressortir entre la tolérance à l'égard de la prostitution et le sentiment qu'elle inspire à l'opinion publique.

Il semble tout d'abord que la flétrissure imprimée à l'être qui se prostitue doit être en raison de sa valeur sociale, de la considération dont il est entouré, en un mot, de son degré d'émancipation.

En somme, la polygamie n'est autre chose qu'un rudiment de prostitution. Au point où en est aujourd'hui l'humanité, la monogamie ne se rencontre que chez les peuples les plus civilisés : et ce ne sont pas les grotesques protestations de quelques milliers de Mormons qui feront dévier les sociétés modernes. Mais si la prostitution existe au milieu d'elles, elle n'en est pas moins considérée comme une fatalité, un mal nécessaire ; elles vont même jusqu'à se la reprocher mutuellement, chacune faisant d'ailleurs de constants efforts pour la réglementer, s'en emparer et la soumettre à une surveillance qui en amoindrisse les conséquences funestes pour la morale et la santé publique.

Or, pour en revenir aux peuples de l'extrême Orient, comment flétriraient-ils un être qu'ils traitent à l'égal d'une chose ?

Lorsqu'une jeune fille sort de ce qu'on appelle une Maison de thé où elle a séjourné pour apprendre les bonnes manières en compagnie intime d'une clientèle d'hommes, elle n'est nullement déconsidérée ; au contraire, elle trouve un parti d'autant plus beau que son éducation est plus complète.

Chez les Chinois, la prostituée de profession n'est pas l'objet de la même réprobation que chez nous. Cet ostracisme dont parle Marco Polo ne prouve pas que le sentiment moral soit à l'égard de la prostitution ce qu'il est en Europe.

Le mal physique qui est ou peut être la conséquence de la pratique, est la chose qu'on veut surtout empêcher. En un mot, c'est une question sanitaire qu'on veut résoudre ; chez

... cette question joue assurément un grand rôle, mais elle est dominée par la question morale.

La première est, de plus en plus, l'objet de la sollicitude des gouvernements et des administrations qui, chaque jour, déploient une activité nouvelle.

Si les grands problèmes de l'éducation et de la moralisation des masses viennent un jour à recevoir une heureuse solution, ce jour-là la prostitution sera frappée d'un coup mortel. Personne ne nous contredira sur ce point; car, combien sont tombées faute de soutien et se sont abîmées sous le poids de l'effort impuissant, avant d'avoir été marquées par le stigmate de l'infamie !

Sans doute, il y a des mouvements passionnels qu'il sera toujours difficile de contraindre et qui seront la source d'écarts regrettables. Mais la prostituée, resserrée dans d'étroites limites, n'offrira plus ces spectacles qui sont la honte des nations civilisées. En un mot, quelle que soit l'intensité de la prostitution chez un peuple, la flétrissure qui lui est imprimée est en raison de la considération dont jouit la femme et de l'importance qu'elle a dans la famille et la société.

Les établissements de Pékin peuvent se diviser en *publics* et *privés*.

La première catégorie ne se rencontre que très-peu dans la ville tartare, par cette raison que le gouvernement (on sait que la dynastie actuelle est Mantchoue) ne peut tolérer que la morale publique soit publiquement offensée dans la partie de la ville où s'élève le palais impérial; mais il y a des établissements privés dont voici l'origine : Quand des voyageurs ou des marchands venaient à Pékin pour leurs affaires et sans amener avec eux leurs familles, ils louaient des maisons où ils séjournaient jusqu'à ce qu'ils fussent prêts à s'en retourner chez eux. Peu à peu les maisons sont restées affectées à cette destination, c'est-à-dire qu'elles sont devenues des espèces d'hôtels fournissant logement, nourriture et *femmes*. Telles sont aujourd'hui les maisons dites privées de la ville tartare. Leur nombre est considérable. Il n'y a guère de rues qui n'en contiennent au moins une et quelquefois plusieurs, ce qui produirait un total de quelques centaines. La porte de ces maisons est close; mais, en réalité, ce qui se passe au dedans ne diffère guère de ce qu'on peut rencontrer dans les maisons dites *publiques*, si nombreuses dans les quartiers excentriques, mais qui sont surtout fréquentées par la clientèle ultra-plébéienne, et qui sont du plus repoussant aspect. Ces dernières sont vulgairement appelées *maisons de boue*, dénomination doublement justifiée, car la boue seule a servi à leur construction.

Voici maintenant pour la ville chinoise. Celle-ci a le privilège des maisons *publiques*. Les portes de ces établissements restent ouvertes jour et nuit ; elles ont pour enseigne une gigantesque lanterne.

Sur la porte s'étalent d'énormes caractères de la plus attractive signification, telles que les suivantes : *Salle de la splendide prospérité, Salle de la parfaite vertu, Salle de la complète restauration*, et autres devises toutes plus ou moins antinomiques.

L'intérieur est généralement assez luxueux et fourmille surtout d'attributs et de représentations obscènes.

En outre des établissements publics, la ville chinoise comporte également des maisons privées à l'instar de la ville impériale.

Il est difficile d'en estimer le nombre ; celui des prostituées n'est pas non plus très-aisé à fournir. Cependant, ce n'est pas s'éloigner par trop de la vérité en disant que le chiffre des prostituées de la capitale s'élève actuellement à environ 15 000. Il va sans dire que dans ce nombre nous ne comprenons pas les courtisanes ; car, à l'exemple de Rome et d'Athènes. Pékin a aussi les siennes. Nous ne saurions dire si, par leurs talents et leur esprit, elles ont la même célébrité que leurs congénères de l'antiquité. Confucius, pourtant, en connaissait une fort distinguée : c'était une princesse ; elle s'appelait Nan-tze-tse.

Le grand sage, qui avait entendu parler de ses scandales, se rendit auprès d'elle dans le but de lui donner des conseils. Mais son éloquence ne parvint pas à convaincre la belle et folle Nan-tze-tse, qui continua à tenir sa maison ouverte à tous les dissipateurs dorés de l'époque. Ainsi, de tout temps, le monde des courtisanes a existé. L'antiquité a eu ses Cynthie, ses Délie, chantées par les poëtes ; Pékin a eu et a aussi ses Nénuphars d'or, ses Lotus, ses Perles de jade, son demi-monde de femmes élégantes revêtues de riches étoffes de soie, de fleurs et de plumes d'Alcyon, et dont chaque pas répand sur le sol la poussière embaumée qui s'échappe des talons aigus de leurs microscopiques brodequins brodés d'or.

A côté de la prostitution féminine dont nous venons de prouver l'existence à Pékin, il convient de placer une autre honte dont la Chine n'a pas, sans doute, non plus le monopole, mais qui a fini par atteindre des proportions hors de toute comparaison. Dans tous cas, cette autre espèce de prostitution peut être considérée comme publique, tant il y a de liberté laissée à sa pratique.

Dans les deux portions de la capitale, il y a des boutiques de barbiers qui recèlent de jeunes enfants destinés à des plaisirs infâmes. L'organisation de ce commerce uni-sexuel est si bien réglementée, son fonctionnement est si régulier, qu'on se demande comment l'autorité chinoise en est arrivée à un tel degré d'incurie.

Quelque libre que soit le scalpel de l'anatomiste, nous n'entrerons pas ici dans les monstrueux détails que nous ont fournis nos investigations. Qu'il suffise de savoir que le fait existe sur une vaste échelle, qu'il s'exerce avec la plus entière liberté.

Dans la collection du Chinese Repository, se trouve l'extrait suivant d'un article du R. P. Thoms (p. 92) : « Le crime de bestialité et de sodomie est très-répandu parmi les Chinois. Quand donc leur vertu cessera-t-elle de n'exister que sur leur livre, pour pénétrer davantage dans leur cœur ! »

Envisageons maintenant la question sous le rapport de la santé publique.

Parent-Duchâtelet a écrit que l'administration doit encore plus de soins à la morale qu'à la santé publique, et que s'il fallait négliger l'une au détriment de l'autre, il conseillerait plutôt de délaisser la santé pour la morale.

Il faut convenir que la morale chinoise qui, théoriquement, ainsi que nous le verrons plus loin, rencontre de telles pratiques, doit, depuis longtemps, protester contre les écarts dont nous avons essayé de dérouler le tableau.

Voyons maintenant ce qui se fait pour la question de santé.

On sait que la plupart des nations européennes se préoccupent chaque jour davantage de cette grave question. Il faut pourtant excepter l'Angleterre qui, jusqu'en 1864, a vécu sous le régime de l'*Uncontrolled prostitution* qu'elle a fini par abandonner en face des progrès alarmants du fléau syphilitique? Encore cet abandon n'est-il que restreint, car le contrôle ne se fait que pour l'armée de terre et de mer ; la prostitution dans ses rapports avec la partie civile de la population conserve toujours ses libres allures (1).

(1, Voici, à cet égard, quel est l'état des choses en Angleterre. En 1864, une première loi, applicable à quelques ports et places de guerre, fut remplacée en 1866, par la loi actuellement en vigueur, intitulée : *Act for the better prevention of Contagious Diseases at certain naval and military stations.* Elle s'appliquait seulement "~ villes de Portsmouth, Plymouth, Woolwich, Chatham, Sheerness, Aldershot,

Des meetings se sont même formés pour le maintien de cette liberté, prétextant que la syphilis est un châtiment dont il ne faut pas priver ceux qui s'y exposent.

En Chine, l'état actuel, c'est-à-dire l'absence totale de toute police sanitaire, ne nous semble pas destiné à changer. Heureusement, comme nous l'avons fait ressortir au début de ce travail, les progrès du mal ne sont pas en raison de ce défaut de surveillance. Les plus récentes statistiques ont mis hors de doute qu'en France, l'affection contagieuse éclôt surtout parmi les filles qui appartiennent à la prostitution libre, tandis qu'elle ne se rencontre qu'à un moindre degré chez celles qui vivent de la prostitution privée. En Chine, il est vrai, les maisons ne sont soumises à aucune police sanitaire. Mais comme ceux qui tiennent ces maisons ont intérêt à ce que leur réputation reste intacte, ils exercent eux-mêmes une certaine surveillance. Quand ils s'aperçoivent qu'une femme est contaminée, ils la séquestrent, ce qui chez nous est impossible à faire : car ils ont toute action sur elle : ils l'ont achetée lorsqu'elle était enfant, ils l'ont élevée pour cette destination ; elle leur appartient en toute propriété. La vie matérielle lui est d'ailleurs assurée ; elle ne songe pas à une existence autre : quand les charmes de la jeunesse ont disparu et que la débauche en a flétri le teint, elle est alors devenue sans valeur et exposée à se voir chassée de la maison qu'elle quittera pour entrer dans une autre d'un rang inférieur, jusqu'à ce qu'elle soit tombée dans la misère et obligée de recourir à la mendicité.

C'est à Tientsin qu'il faut voir ces pauvres créatures se tenant sur le seuil des maisons : elles sont horribles ; car outre qu'elles apparaissent flétries par la débauche, elles portent encore les stigmates des excès de l'opium.

A Pékin, elles ne sont pas autant adonnées à l'abrutissante drogue, qui cependant fait chaque jour des progrès. Elles sont

Windsor, Colchester, Sheerness, The Curragh, Cork et Queenstown. Un amendement du 11 août 1869 ajoute : Canterbury (Canterbury), Dover (Douvres), Gravesend, Maidstone, Southampton et Winchester qui sont villes de garnison ou ports de guerre.

Voici, pour chaque ces diverses, les principes et formalités qui doivent être observées : Après serment de l'inspecteur de police, le juge de paix somme la femme à comparaître. Après jugement contradictoire, la femme est condamnée à une année d'inscription et de visites. Si elle est malade, elle peut être envoyée de force à l'hôpital. Elle ne peut être gardée plus de trois mois à l'hôpital sans un certificat signé du médecin et dont un double est remis à la malade. Enfin, à sa sortie de l'hôpital, la femme peut être, si elle le désire, transférée gratis dans le pays, car elle se rééducait avant de se livrer à la prostitution.

aussi plus confinées chez elles, on ne les aperçoit guère ; aussi dirons-nous, comme trait distinctif de la prostitution dans la métropole chinoise, qu'elle est loin d'être aussi provocatrice que dans les grandes capitales de l'Europe, où elle est également le théâtre et l'occasion de scandales et de crimes ; car la police chinoise semble ne se soucier que d'une chose, la tranquillité publique, qu'elle a soin d'assurer par la surveillance active exercée sur ces établissements.

Nous ne parlerons pas de la prostitution dans d'autres villes de la Chine, telles que Tientsin, Nankin, etc., etc.

On a aussi parlé très-souvent des bâteaux fleurs de Canton. C'est une spécialité dont l'aspect est infiniment moins poétique que le nom. Il n'y a pas que dans cet endroit qu'on la rencontre ; mais sa célébrité vient de ce que Canton est une des premières villes qui ait été connues et habitées par les Européens. Dans maints endroits on peut aussi remarquer sur les rivières de petites barques dont les patrons portent une sorte de tablier indiquant que chez lui l'étranger pourra trouver ce qu'il cherche quelquefois.

J'arrive maintenant à une question qui ne saurait être mieux placée qu'à côté de celle que nous venons de traiter.

Cependant le milieu où cette institution fleurit est sacré ; mais n'importe : nous franchirons par la pensée l'enceinte impériale et nous verrons que dans ce même palais où trône un puissant souverain, il y a, à l'instar des cours asiatiques, toute une légion d'eunuques. C'est certainement là une des faces de l'hygiène morale de la Chine qu'il convient d'envisager, bien qu'elle comporte certains détails que nous nous efforcerons de voiler de notre mieux. Et puis ne s'agit-il pas d'une nation à propos de laquelle Grosier a dit :

« Les livres chinois doivent une grande partie de leur obscurité à ce que la chasteté de la langue ne permet pas de dénommer certaines parties du corps. » Nous ne chercherons pas à contester cette opinion.

Mais la sensualité de ce peuple, si elle ne se manifeste pas dans sa littérature, ainsi que le prétend notre savant auteur, s'affirme de bien d'autres manières. Il est difficile sans doute de ramener à une même unité la morale des peuples. Si l'on veut tenter des rapprochements et des comparaisons légitimes, il convient d'envisager les circonstances multiples de la vie sociale. Un fait peut avoir une haute signification si on le considère isolément, mais il s'amoindrira par la constatation d'un autre fait similaire et rentrant dans l'ordre d'idées d'où l'on cherche à dégager une formule destinée à asseoir un ju-

gement sérieux. La littérature chinoise peut être chaste, mais
nul ne contestera que le fait que nous allons étudier ne soit
pas une des monstruosités qui déshonorent le plus l'humanité,
c'est-à-dire les peuples qui le pratiquent.

Les mœurs romaines n'échappent pas à cette réprobation ;
les Chinois ne sauraient y échapper non plus. Ils ont du reste
payé cher cette mutilation barbare et cette profanation de l'en-
fance ; car leur histoire montre à chaque instant de quel poids
les eunuques ont pesé dans les bouleversements qui ont agité
et souvent même entraîné la ruine de l'empire.

L'institution de l'eunuquariat a sans doute éprouvé bien des
vicissitudes : préciser la date de son apparition est chose difficile ; selon toute probabilité, elle remonte très-haut. Mais ce
n'est que peu à peu qu'elle acquit une véritable importance.
D'après M. Pauthier, ce fut l'empereur Ho-ti (deux siècles av.
J. C.) qui le premier conféra des emplois publics aux eunuques.

Un peu plus tard, Ling-ti leur accorda toutes ses faveurs et
ils devinrent tout-puissants à la cour.

Au IX⁰ siècle, Hiouan-Tsoung, de la dynastie des Thang, un
des principaux eunuques, fut nommé général d'armée, ce
dont il profita pour élever à la faveur plusieurs de ses intimes.

Plus tard, Wen-tsoung, malgré ses velléités de réformer les
abus, appela au ministère un nommé Wang-po, homme très-
riche et qui, connaissant le crédit dont jouissaient les eunuques, leur avait donné mille pièces d'argent et cent mille
pièces de soie.

Le même empereur vit bien qu'il fallait s'opposer aux em-
piétements de ce pouvoir sans cesse croissant. Mais les eunuques découvrirent le complot et massacrèrent 1600 mandarins, ce qui assura pour quelque temps leur omnipotence.

Le successeur de Wou-tsung eut comme lui la volonté d'en
finir avec eux, mais le projet n'eut pas de suite.

En 900, sentant leur crédit s'affaiblir, ils conspirèrent contre
l'empereur Tchao-tsoung qu'ils firent enfermer. Mais celui-ci
fut délivré bientôt, et après quelques alternatives de revers et
de succès ils furent tous massacrés non-seulement à la cour,
mais dans toutes les provinces de l'empire où ils monopolisaient
les plus hauts emplois civils et militaires.

Cependant cette vaste immolation ne devait pas les empêcher
de reparaître.

Ils ne furent pas heureux, il est vrai, sous la dynastie mon-
gole où ils n'eurent qu'un rôle très-effacé ; mais ils n'en conti-
nuèrent pas moins leurs intrigues jusqu'à ce que le moment
leur parût propice à ressaisir leur influence.

Les commencements de la dynastie des Mings ne leur furent guère favorables. Les souverains éclairés qui gouvernaient alors, savaient qu'il leur était difficile de les supprimer d'emblée; mais ils déployèrent une grande énergie à les tenir à l'écart et à les maintenir dans des fonctions purement domestiques; l'édit de 1371 les exclut de tous les emplois publics.

En 1468, les choses changèrent en leur faveur, et Hiantsoung décréta l'établissement d'un tribunal d'eunuques chargés d'instruire le procès de tous les mandarins soupçonnés de conspiration. Ils profitèrent de cette arme terrible pour perdre les hauts personnages qui leur étaient hostiles. En 1625 ils avaient reconquis les grands emplois, et l'on en comptait plus de douze mille à la cour. La dynastie mandchoue semblait aussi devoir leur être plus favorable que la première dynastie tartare.

Mais leur fièvre de ressaisir le pouvoir devait encore leur être fatale.

Après la mort de Chunchi et sous la régence qui vint après, quatre mille d'entre eux furent expulsés, et leur principal chef fut décapité. Sur une table d'airain on grava une sentence mandant qu'à l'avenir les souverains seraient privés du droit de conférer aucune dignité aux eunuques. Les successeurs du grand Cang-hi semblent, en effet, avoir à cœur de maintenir cette subordination.

Cependant, toute amoindrie qu'elle fût, leur influence se fit toujours sentir, et les historiens peuvent en toute conscience les considérer comme une des causes qui ont entraîné la ruine progressive de l'empire chinois.

À l'heure présente, il est difficile de définir exactement le rôle qu'ils jouent à la cour; sans qu'il soit exactement possible d'en fixer le chiffre, il est probable qu'ils sont en assez grand nombre.

Comme parti politique, leur influence est peu considérable et, en tout cas, fort indirecte.

Le régent de l'empire, le prince de Kong, les déteste; ce qui ne l'empêche pas cependant d'avoir une domesticité très-richement émaillée d'eunuques.

Ce prince rencontrait un jour dans les jardins du palais l'eunuque nommé Han, très-cher à l'impératrice mère: ce Han lui fit remarquer la haute distinction dont il venait d'être honoré: la veille, en effet, il avait reçu la plume de paon. « Je vous en félicite, lui dit le prince, cette plume orne votre cou mais ne le protège guère. » C'était une prophétie. À quelque temps de là, vers le mois de mai 1869, Han, voyageant dans le Shun-Tong se raccentra avec San-koue-fan, généralissime des troupes tartares, et qui, comme le prince, détestait Han. Celui-ci s'était servi du sceau impérial, crime capital. San-koue-fan fit sur le champ appréhender l'eunuque Han, qui eut la tête tranchée. L'impératrice en conçut une amère tristesse; elle fut longtemps inconsolable; le bruit de sa mort se répandit même, mais elle finit par surmonter sa douleur.

Il faut bien le reconnaître, l'institution des eunuques dure toujours, mais sans donner les exemples de scandale des temps passés.

Ils sont à la cour, chez les grands, chez les riches. Cependant la loi ne les autorise que pour les princes du sang. Ainsi à la section 379 du code pénal il est dit :

« La prérogative de posséder des eunuques est réservée aux princes de la famille impériale. »

Nous devons ajouter que ce n'est plus qu'à Pékin qu'ils existent. Ils sont un objet de luxe et de divertissement. On ne peut plus les rendre responsables de l'état de chose politique qui périclite sans eux.

L'eunuquariat chinois n'est plus guère qu'un fait moral.

L'origine de la castration n'a pas ici la couleur mythologique dont la Grèce a revêtu cette pratique : le Saturne chinois n'a pas exercé cette terrible vengeance envers le dieu Cœlus.

Cette origine est beaucoup plus vulgaire. C'est un supplice qu'on infligeait pour certains crimes : peu à peu il a disparu de la législation pour tomber dans le domaine de la fantaisie et du caprice; mais comme c'était une mode coûteuse, on prit soin de régler l'opération de manière à en assurer le succès.

On fabriqua les eunuques. Cette industrie fit naturellement des progrès et arriva à une véritable perfection. En effet, les échecs sont très-rares.

Voici le procédé qui, bien entendu, n'est décrit dans aucun ouvrage comme pour prouver le renom de chasteté que le P. Grosier a fait à la langue sinique.

Un eunuque riche achète un enfant à une famille pauvre. Cet enfant doit avoir de sept à dix ans. Il reste enfermé quinze jours et soumis à un régime alimentaire très sévère; il mange peu.

C'est là le premier temps de l'opération et les préliminaires indispensables à sa réussite. Quand on juge qu'il est suffisamment débilité et que la fièvre inflammatoire ne sera que faiblement à craindre, on procède au deuxième temps de l'opération. On prend une mixture composée généralement de dix plantes considérées comme spécifiques, c'est-à-dire qu...

des propriétés délirantes et stupéfiantes. Nous nous dispenserons de les décrire.

Trois fois par jour, on verse sur les parties cette mixture, et on les tient enveloppées d'un linge imbibé de ce liquide.

Vers le quatrième ou cinquième jour, l'insensibilité locale commence : le régime alimentaire diminue de rigueur.

Le troisième temps de l'opération est alors arrivé.

Il consiste en torsions graduées exercées sur tout l'appareil génital. Bientôt de petites eschares apparaissent disséminées çà et là, puis se rapprochant peu à peu. La coloration brune se généralise ; la teinte se fonce de plus en plus ; les parties sont prêtes à se détacher. Une dernière torsion accélère leur chute, qui se produit du quinzième au vingtième jour.

Veut-on obtenir des résultats plus rapides ? Voici ce qu'on fait : Aussitôt que la couleur brunâtre apparaît, on pose sur la racine des parties génitales plusieurs fils de soie en forme de ligature ; celle-ci hâte la gangrène des parties, qui se détachent alors du quatorzième au seizième jour.

Pendant le temps que dure l'opération, on a soin de faire prendre à l'enfant des breuvages aphrodisiaques les moins dilués possible, car les boissons et l'eau sont presque complètement supprimés, afin que la miction devenant plus rare, ne vienne pas entraver la marche du travail éliminateur et produire des infiltrations qui donneraient lieu à des accidents graves. Ainsi, on le voit, tout est prévu, sagement conduit, et le plus souvent couronné d'un plein succès. La séparation une fois achevée, il ne s'agit plus que d'une plaie simple à panser. Une poudre hémostatique accélère le travail de cicatrisation.

Peu à peu la détersion s'opère, et, vers le deuxième mois, il ne reste plus, à la place des parties, qu'une cicatrice d'autant plus régulière que les précautions auront été mieux observées et que la main de l'opérateur aura mieux conduit les divers temps du travail. Cette régularité de la plaie est un point important qui entre pour beaucoup dans l'appréciation de la valeur du produit avec les autres qualités physiques. Quant aux qualités intellectuelles, on les développe par l'éducation, les arts d'agrément, les bonnes manières, etc.

Les eunuques, en Chine, répondent à la catégorie des castrats des Romains, c'est-à-dire qu'ils sont privés de la totalité des organes. A Rome, les spadones et les thlibiæ constituaient deux classes : chez eux l'organe viril était conservé ; les glandes testiculaires seules étaient détruites, tantôt par l'instrument tranchant, c'étaient les spadones, tantôt par le broiement, c'étaient les thlibiae.

Chez les castrats chinois, tout est enlevé, seulement l'ablation n'atteint jamais la racine du membre viril et l'incontinence n'a pas lieu.

Un eunuque atteint un prix assez élevé, qui varie de 100 à 200 taels, suivant la beauté locale et les autres qualités physiques et intellectuelles.

Les détails que nous venons de donner sur l'opération montrent qu'elle diffère du procédé employé chez les anciens. Hippocrate dit qu'on employait les bains, ce qui ne se fait pas en Chine. Le médecin grec ne mentionne pas non plus le très-humain et très-judicieux soin, consistant dans la séquestration et la diminution graduelle des aliments dans le but d'atténuer la sensibilité générale et locale.

La ciguë donnée en breuvage aux castrats d'Athènes pour produire le sphacèle des parties, est remplacée par les dix plantes chinoises qui remplissent admirablement cet objet.

Désormais affranchis des travaux de Vénus, les eunuques du Céleste-Empire n'ont pas pour cela renoncé aux charmes du mariage. Leur position sociale leur assure le bien-être et quelquefois la richesse. Ils recherchent donc la compagnie d'une ou de plusieurs femmes qu'ils ont soin de choisir bonnes musiciennes, jouant de la guitare et chantant agréablement.

Nous pourrions rapprocher de la castration une opération très en honneur chez les anciens : nous voulons parler de l'infibulation dont on se servait pour protéger la santé et la voix des adolescents. Il n'y a aucune trace de cette pratique chez les Chinois. Il est cependant avéré que certaines troupes de comédiens entretiennent de jeunes enfants auxquels il est nécessaire de conserver intacte la voix pour jouer avantageusement les rôles de femmes, car on sait que depuis longtemps celles-ci ne peuvent paraître sur la scène. Ces jeunes enfants sont gardés avec soin, de manière qu'aucune relation sexuelle ne puisse avoir lieu, au moins jusqu'à l'âge de puberté bien confirmée.

Quant au vice des plaisirs solitaires, il est excessivement répandu parmi les enfants en général, et nous ne nous arrêterons pas sur cette question.

Nous laisserons de côté l'état de la prostitution dans les divers points occupés par les Européens. Il est certain que partout où les étrangers sont établis, il finit par se former autour d eux un groupe de femmes attirées par l'appât d un gain inaccoutumé.

Jusqu'ici, les autorités consulaires n'ont pu encore arriver à se concerter avec les autorités indigènes dans le but de réglementer ces relations, qui sont malheureusement un spectacle peu propre à donner à ces peuples une haute idée de la moralité des nations occidentales, et en outre elles sont une source d'affections graves. Le milieu nouveau, les conditions spéciales physiques et morales semblent donner à ces affections un caractère de gravité plus sérieux encore ; nous avons mille preuves de cette intensité plus considérable de la syphilis contractée par les Européens dans l'extrême Orient, et principalement au Japon.

FIN

Paris — Imprimerie de E. MARTINET, rue Mignon, 2.

www.ingramcontent.com/pod-product-compliance
Lightning Source LLC
LaVergne TN
LVHW021759210726
843510LV00016B/837